BEI GRIN MACHT SICH IHR WISSEN BEZAHLT

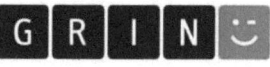

Case- und Belegungsmanagement im Krankenhaus. Wie gelingt eine Kostensenkung und -ersparnis bei gleichzeitiger Steigerung der Effektivität und Effizienz in den Kliniken?

Cäcilia Mickel

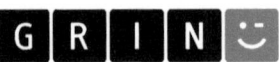

Bibliografische Information der Deutschen Nationalbibliothek:

Die Deutsche Nationalbibliothek verzeichnet diese Publikation in der Deutschen Nationalbibliografie; detaillierte bibliografische Daten sind im Internet über http://dnb.d-nb.de abrufbar.

ISBN: 9783346638052
Dieses Buch ist auch als E-Book erhältlich.

Druck und Bindung: Books on Demand GmbH, Norderstedt Germany
Gedruckt auf säurefreiem Papier aus verantwortungsvollen Quellen

Das vorliegende Werk wurde sorgfältig erarbeitet. Dennoch übernehmen Autoren und Verlag für die Richtigkeit von Angaben, Hinweisen, Links und Ratschlägen sowie eventuelle Druckfehler keine Haftung.

Das Buch bei GRIN: https://www.grin.com/document/1192836

Hochschule Fresenius

Fachbereich onlineplus

Studiengang: M.A. Management im Gesundheitswesen

Exposé

Case- und Belegungsmanagement:
in den Kliniken

Cäcilia Mickel

Modul: Managed Care

Abgabedatum: 24.11.2021

Inhaltsverzeichnis

Abbildungsverzeichnis

Abkürzungsverzeichnis

Abbildungsverzeichnis

Abkürzungsverzeichnis

DIVI	Deutsche Interdisziplinäre Vereinigung für Intensiv- und Notfallmedizin
DRG	Diagnosis Related Groups
EDV	Elektronische Datenverarbeitung
IT	Informationstechnologie
KIS	Krankenhausinformationssystem
SGB V	Fünftes Sozialgesetzbuch

1 Einleitung

Zur Planung und Steuerung der Krankenhauskapazitäten ist das Bettenmanagement ein elementarer Bestandteil zur effizienten Nutzung. Die Behandlungsqualität für Patienten ist bedeutend und Kliniken unterliegen der Qualitätssicherung und Kontrolle (Hildebrandt, 2016). Die Optimierung des Belegungsmanagements entwickelt sich für die Krankenhäuser zu einem finanziellen Anreiz und das Interesse an Case-Management-Konzepten steigt, da eine qualitätsorientierte, hochwertige, kosteneffiziente und sektorenübergreifende Patientenversorgung erreicht werden soll. Zunehmend führt die Komplexität der Versorgungs- und gesundheitlichen Strukturen sowohl im ambulanten als auch in den stationären Bereichen zu Koordinationsproblemen. Das Case-Management soll den Prozess der Leistungserbringung sowie das Belegungsmanagement steuern. Es bietet eine Lösung für die Schnittstelle zwischen den Versicherten und den verschiedenen Versorgungsbereichen (Reibnitz, 2009). Ziel dieser Hausarbeit ist es zu analysieren, wie mit Case- und Belegungsmanagement eine qualitativ hochwertige Versorgung in den Kliniken erreicht werden kann. Daraus ergibt sich folgende Forschungsfrage: Wie gelingt eine Kostensenkung und -ersparnis bei gleichzeitiger Steigerung der Effektivität und Effizienz in den Kliniken durch Case- und Belegungsmanagement? Um diese Frage zu untersuchen und zu beantworten, wird in der vorliegenden Arbeit eine literaturbasierte Untersuchung mit einer Auswertung der Ergebnisse und anschließender Diskussion durchgeführt.

In Kapitel 2 wird das Case- und Belegungsmanagement erläutert und im Punkt 2.3 die qualitative und digitale Versorgung durch das Case- und Belegungsmanagement in den Kliniken dargelegt. In Kapitel 3 werden unter Punkt 3.1 die Begriffe Effektivität und Effizienz erläutert und im Unterkapitel 3.2 die Kostensenkung und Ersparnis in den Kliniken dargestellt. Im vierten Kapitel erfolgen eine kritische Analyse sowie eine Diskussion und die Arbeit endet mit einem Fazit in Kapitel 5.

2 Case- und Belegungsmanagement in deutschen Kliniken

2.1 Erläuterung Case-Management

Case-Management (Fallmanagement) bezeichnet die Unterstützung von Menschen in herausfordernden Lebenssituationen, beispielsweise bei Krankheit oder Pflegebedürftigkeit. Es hat das Ziel, die zeitliche und räumliche Koordination der Versorgung der Patientinnen und Patienten zu erfassen sowie zwischen den unterschiedlichen Akteuren zu kommunizieren. Das Case-Management und die ökosoziale und systematische Orientierung gelten als Perspektive, um die beteiligten Akteure zu vernetzen und dabei die Kosten zu senken (Schwabe, 2018). Durch Reformen des Gesundheits- und Sozialwesens sowie Veränderungen innerhalb von Organisationen ist eine ständige Entwicklung erkennbar. Die Leistungserbringung steht unter dem Anspruch einer hohen Prozess-, Struktur- und Ergebnisqualität (Fachhochschule des Mittelstandes, 2014). Das Case-Management dient dem Zweck, bedarfsentsprechend die notwendige sowie effiziente Unterstützung, Behandlung, Begleitung und Förderung von Menschen zu gewährleisten (DGCC, 2020). In den Kliniken ist die Zusammenarbeit und Informationsweitergabe durch eine Organisationsstruktur geregelt. Für Krankenhäuser, die sich an der integrierten Versorgung nach § 140 SGB V beteiligen, ist ein entsprechendes Case-Management mit Hinblick auf Wirtschaftlichkeit, Qualitätssicherung sowie Verhandlungen mit Kostenträgern von Bedeutung (Reibnitz, 2009).

2.2 Erläuterung Belegungsmanagement

Das zentrale Belegungs- bzw. Bettenmanagement umfasst die Koordination, Terminierung, Planung und das Schnittstellenmanagement in den Kliniken. Sowohl eine hohe Kapazitätsauslastung als auch ein geringer Aufwand bei der Bettenvergabe werden angestrebt. Auch die Verbesserung der Kommunikation zwischen den Fachabteilungen mit einer idealen Patientenbetreuung und die Vermeidung von Über- und Unterbelegung sind relevante Faktoren (Stockfisch & Kern, 2019). Das Belegungsmanagement ist eine zentrale Funktion und Schnittstelle zwischen den einzelnen Stationen und Fachabteilungen (Zaage & Heinke, 2018). Es besitzt eine eigene Division in der Pflegedirektion oder Stabsabteilung in der Geschäftsführung. Um schnell und zuverlässig ein Bett für Patientinnen und Patienten zu finden und unter Beachtung des wirtschaftlichen Drucks der Kliniken sind übergreifende Strukturen notwendig, um langfristig am Markt zu bestehen.

Das Belegungsmanagement bietet die notwendige Übersicht und Transparenz der Organisationsstruktur. Seine zentrale Steuerung versorgt die einzelnen Fachbereiche mit einer Auslastung von jeweils 85 Prozent. Schwankungen und freie Kapazitäten kann ein zentrales Belegungsmanagement ausgleichen. Entscheidungen in diesem Organisationsbereich haben ökonomische Auswirkungen auf die Kliniken. Einen Einfluss darauf hat die Bettenanzahl und -struktur bzw. die Zahl der Fachabteilungen des jeweiligen Krankenhauses (Zaage & Heinke, 2018). Deutschland verfügt im internationalen Vergleich über eine hohe Bettendichte. Diese sowie die Bettennutzung stehen im Verhältnis zu Fallzahlreduktionen, Verweildauerrückgängen oder erhöhter Bettenauslastung (Klauber, Gerädts & Friedrich, 2010).

2.3 Qualitative und digitale Versorgung durch Case- und Belegungsmanagement

Im modernen und digitalen Case-Management werden Vorgänge gleichzeitig und performant bearbeitet mit dem Ziel, die unterschiedlichen Versorgungsstrukturen zu vernetzen und Prozesse auf Einzelfall- oder Systemebene in den Kliniken zu optimieren. Sowohl ein effizientes Netzwerk als auch ein verbessertes Schnittstellenmanagement sollen aufgebaut werden (Reeves, 2020). Das Case-Management soll neben der Qualität auch die Kosten steuern. Sechs bis zehn Prozent der Patientinnen und Patienten verursachen 85 bis 90 Prozent der Kosten im Gesundheitswesen. Der Einsatz von Case-Management zur Steigerung der Versorgungsqualität wurde durch eine Metastudie bei Herzinsuffizienz-Patienten festgestellt. Eine Verbesserung der Lebensqualität, eine Reduktion von Krankenhausaufenthalten sowie eine Verbesserung der Primärversorgung hinsichtlich Funktionsstatus und Patientenzufriedenheit konnte festgestellt werden (Czypionka et al., 2008). Die zusätzlichen Aufwände müssen finanziert werden, damit Verbesserungen in der Leistungserbringung und Qualität erfolgen können (Röder, Bunzemeier & Franz, 2017). Prozessqualität und -sicherheit des Case-Managements weisen Optimierungspotenziale auf, beispielsweise hinsichtlich der Reduktion der Fragmentierung der Teilprozesse des klinischen Fallmanagements (Holderried & Maschmann, 2019). Das wirtschaftliche Ziel ist es, den Bestand der Kliniken zu sichern. Um die Anforderungen zu erfüllen, muss eine hohe Qualität in den Krankenhäusern gewährleistet sein. Mit der Personalstärke ist auch die Behandlungsqualität verbunden, denn diese sowie der Wettbewerb erfordern die Anstellung und Weiterbildung qualifizierten Fachpersonals (Krüger & Rapp, 2006). Perspektivisch kann ein effizientes und digitalisiertes Case-Management etabliert werden, um die Erlösstruktur zu steigern (Reeves, 2020).

Die Bettenauslastung ist zwischen den Stationen einer Klinik unterschiedlich und sollte auf ein einheitliches Niveau gebracht werden. Ein unzureichendes oder fehlendes zentrales Belegungsmanagement führt zu Schwankungen der Betten-auslastung (BDO, o. J.). Verfügbarkeit und Effizienz haben einen Einfluss auf das zentrale Belegungsmanagement in den Kliniken, ebenso wie die Qualität und hö-here Fallzahlen (Glumm, 2019). Vor der Digitalisierung wurde telefoniert, um freie Betten für Patientinnen und Patienten zu finden (Glumm, 2019). Der technische Fortschritt ermöglicht die Optimierung der Krankenhausprozesse sowie eine ressourcenschonende und effizientere Kostenkontrolle (Benzinger, 2021). Die medizinischen Abläufe sind enger mit der Informationstechnologie (IT) verknüpft. Eine strukturierte Planung und Steuerung der Kapazität erfolgt auf Grundlage der verfügbaren Ressourcen mit der EDV-technischen Einbindung des Belegungs-managements (BDO, o. J.). Im Jahr 2030 werden sich laut RWI – Leibniz-Institut für Wirtschaftsforschung die Fallzahlen um sechs Prozent erhöhen. Die beste-henden Ressourcen sollen durch das angestrebte Bettenmanagement 4.0 in den Kliniken geschont und die Behandlungsqualität und Fallzahlen gesteigert werden (Thieme, 2021). Durch die Digitalisierung und das Krankenhausinformationssys-tem (KIS) kann ein umfassender Überblick des zentralen Bettenmanagements gewonnen werden. Die Verweildauer hat sich im Durchschnitt um einen Tag ver-kürzt (Glumm, 2019).

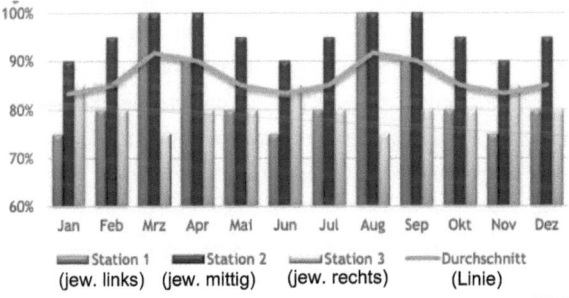

Abbildung 1: Bettenauslastung ohne zentrales Belegungsmanagement (BDO, o. J.)

Abbildung 1 zeigt die Bettenauslastung ohne zentrales Belegungsmanagement mit drei Stationen und den Durchschnittswert. Bei Letzterem sind die Schwan-kungen zwischen einer hohen Auslastung in den Monaten März und August so-wie einer schlechteren in den Monaten Juni, November und Januar deutlich er-kennbar. Ohne zentrales Bettenmanagement sind Unterschiede beispielsweise bei der Auslastung der einzelnen Stationen zu erkennen. Diese lag maximal bei ca. 90 Prozent, jedoch werden durch die starken Schwankungen meist ca. 85 Prozent erreicht.

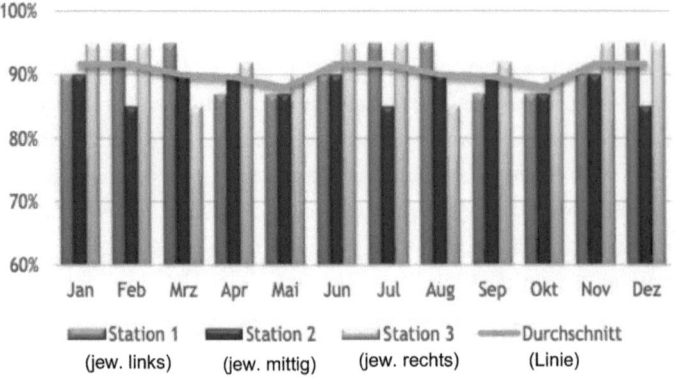

Abbildung 2: Bettenauslastung mit zentralem Belegungsmanagement (BDO, o. J.)

Abbildung 2 zeigt die Bettenauslastung mit zentralem Belegungsmanagement für drei Stationen sowie den Durchschnittswert. Erkennbar sind nur leichte Schwankungen bei der durchschnittlichen Auslastung. Mit zentralem Bettenmanagement sind die einzelnen Stationen besser ausgelastet und der Durchschnitt liegt bei ca. 90 Prozent.

3 Kostensenkung und -ersparnis

3.1 Effektivität und Effizienz

Patientinnen und Patienten profitieren von Effizienzzuwächsen, da Behandlungsmöglichkeiten erweitert und Wartezeiten reduziert werden. Eine höhere Anzahl von Fällen bei gleichem Input könnte zu schlechterer Betreuung führen. Effizienz ist das Verhältnis von erzeugten Outputs zu eingesetzten Inputs. Letztere sind im Kliniksektor Arbeit, Kapital und Vorleistungen aus anderen Sektoren, wobei deren jeweiliger Anteil am Umsatz ermittelt wird. Wachsen Inputs stärker als Outputs, werden mehr Ressourcen benötigt, wodurch sich die Effizienz verringert (Karmann & Rössel, 2018). Das Case-Management der untersuchten Krankenhausabteilung konnte 1 682 Prozesse erfassen und beurteilen. Alle Sektoren betreiben ein umfangreiches klinisches Fallmanagement, doch die Mikroprozesse eignen sich weder optimal zur Kostenminimierung noch zur Verbesserung der Liquidität, Qualität oder der Erlöse (Holderried et al., 2019). Das Belegungsmanagement zeigt, dass eine Klinik mit zahlreichen Intensivbetten ineffizienter arbeitet als eine mit einer geringen Anzahl Intensivbetten (Klauber, Gerädts & Friedrich, 2010). Bei Intensivstationen kommt es zu einer Abweichung von 0,3 Prozent. Normalstationsbetten weisen keine Abweichungen auf (Römmele et al., 2020).

Das DRG-Fallpauschalensystem (Diagnosis Related Groups) und die Budgets sind eine Form der Rationierung, um Gewinne zu maximieren. Durch die aktuelle Verkürzung der Verweildauer würden ohne Fallzahlensteigerung Überkapazitäten entstehen. Um die Prozesse der Behandlung zu optimieren, besteht die wirtschaftliche Anforderung, deren Effizienz und Produktivität zu steigern (Krüger & Rapp, 2006). In den Kliniken ist das Fallmanagement ein Erfolgsfaktor und bietet Potenziale, um sowohl die Qualität als auch die Wirtschaftlichkeit der Gesundheitsleistungen zu erhöhen (Holderried et al., 2019). Die Einflussfaktoren im Bereich der einschlägigen Krankenhaus-Kennziffern erklären die Änderungsraten der Effizienz. Sowohl eine niedrige Verweildauer als auch der höhere Anteil der Betten und Fachabteilungen, verbesserte Prozess- und Arbeitsabläufe sowie private Kliniken sind relevant für den Effizienzgewinn.

3.2 Kostensenkung und Ersparnis in den Kliniken

Potenziale der Kliniken sollten ökonomisch und ökologisch ausgeschöpft werden. Der Status quo sollte analysiert und mögliche Einsparpotenziale sollten identifiziert werden (Loh, 2014). Alle Kliniken streben mindestens Kostendeckung an, da sonst eine Erfolgs- und Liquiditätskrise droht. Kostensenkungen und Ersparnisse werden erreicht durch die Überprüfung der Qualität und Effizienz der Prozesse sowie die Aufdeckung von Leistungsreserven, beispielsweise bei der Bettenkapazität. Zielführend sind auch eine gezielte Optimierung der Arbeitsprozesse aus medizinischer und betriebswirtschaftlicher Sicht sowie eine qualitative Optimierung und Erhöhung der Wirtschaftlichkeit. Das Case-Management kann bedingt zur Kostensenkung beitragen (Töpfer, 2006). Eine qualitativ hochwertige Versorgung und die Forderung nach Kostensenkung stellen keinen Widerspruch für die Akteure dar. Die Steigerung der Behandlungsqualität bei gleichzeitigem wirtschaftlichen Mitteleinsatz ist möglich (Röder, Bunzemeier & Franz, 2017). Durch den Einfluss von Case-Management auf die Kosteneffizienz konnte keine eindeutig kostensparende Wirkung nachgewiesen werden. Die Studien zeigten, dass eine generelle Aussage über die Kosteneffizienz von Case-Management-Aktivitäten nicht möglich ist, jedoch kann bei ausgewählten Projekten in diesem Bereich individuell die kostensparende Wirkung evaluiert und bestimmt werden (Czypionka et al., 2008). Eine höhere Patientenzufriedenheit deutet auf positive Effekte von Produktivitäts- und Qualitätsgewinnen hin. Künftige Arbeiten sollten die Entwicklungen und einen gesamtheitlichen Effizienzbegriff für Benchmark-Analysen berücksichtigen (Karmann & Rösel, 2018).

Das Belegungsmanagement stellt Schwankungen bei der Auslastung der Betten sowie einzelner Stationen fest, die sich durch eine zentrale Steuerung in Verbindung mit der Digitalisierung sowohl effizient und effektiv als auch kostengünstig ausgleichen lassen. Durch eine Steuerung der Kapazität und durch Planung kann das Belegungsmanagement Patientinnen und Patienten schneller eine Aufnahme anbieten. Digitale Strukturen verdeutlichen, welches Bett aufbereitet werden muss und welches wieder vergeben werden kann. Durch die EDV wird somit eine kostensenkende Wirkung erzielt, da Kapazitäten besser ausgeschöpft werden (BDO, o. J.).

4 Kritische Analyse und Betrachtung

4.1 Kritische Analyse

In den Kliniken ist das Case-Management ein Erfolgsfaktor und bietet Potenziale, Qualität und Wirtschaftlichkeit der Gesundheitsleistungen zu erhöhen (Holderried et al., 2019). Digitales und modernes Case-Management hat das Ziel, die Prozesse auf der Einzelfall- oder Systemebene in den Kliniken zu optimieren. Sowohl ein effizientes Netzwerk als auch ein verbessertes Schnittstellenmanagement sollen aufgebaut werden (Reeves, 2020). Die Prozessqualität und -sicherheit des Case-Managements weisen Optimierungspotenziale auf, beispielsweise hinsichtlich der Reduktion der Fragmentierung der Teilprozesse des klinischen Fallmanagements (Holderried & Maschmann, 2019). Neben der Qualität soll das Case-Management auch die Kosten steuern (Holderried & Maschmann, 2019) sowie in effizienter und digitalisierter Form die Erlösstruktur steigern (Reeves, 2020). Erreicht wird die Kostensenkung durch die Überprüfung der Qualität und Effizienz der Prozesse sowie die Aufdeckung von Leistungsreserven. Ebenfalls relevant sind hierbei eine gezielte Optimierung der Arbeitsprozesse in medizinischer und betriebswirtschaftlicher Sicht sowie eine qualitative Optimierung und Erhöhung der Wirtschaftlichkeit (Töpfer, 2006). Eine generelle Aussage über die Kosteneffizienz von Case-Management-Aktivitäten ist jedoch nicht möglich. Bei ausgewählten Projekten kann individuell die kostensparende Wirkung evaluiert und bestimmt werden (Czypionka et al., 2008).

Das zentrale Belegungsmanagement übernimmt die Koordination, Planung und Schnittstellensteuerung in den Kliniken. Um schnell ein Bett für Patientinnen und Patienten zu finden, sollten sowohl übergreifende Strukturen und Kommunikation zwischen den Fachabteilungen als auch eine optimale Betreuung der Behandlungsbedürftigen bestehen, um langfristig am Markt erfolgreich zu sein. Eine hohe Kapazitätsauslastung mit einem geringen Aufwand für die Bettenvergabe sowie die Vermeidung von Über- und Unterbelegung sind hierbei relevante Faktoren (Stockfisch & Kern, 2019). Mit dem Belegungsmanagement lassen sich Schwankungen bei der Auslastung der Betten und einzelner Stationen feststellen. Durch die Digitalisierung kann eine effizientere, effektivere und kostengünstigere Steuerung der Kapazität und Auslastung der Betten gewährleistet werden. Durch die digitalen Strukturen wird ersichtlich, welches Bett aufbereitet werden muss und welches wieder vergeben werden kann. Durch die EDV wird somit eine kostensenkende Wirkung erzielt, da Kapazitäten optimaler genutzt werden (BDO, o. J.). Die Verweildauer hat sich dadurch im Durchschnitt um einen Tag verkürzt (Glumm, 2019). Die höchste Auslastung ohne zentrales Belegungsmanagement beträgt ca. 90 Prozent, durch die starken Schwankungen werden meist ca. 85 Prozent erreicht. Mit einem zentralen Bettenmanagement sind die einzelnen Stationen besser ausgelastet und der Durchschnitt liegt bei ca. 90 Prozent. Patientinnen und Patienten profitieren von den Effizienzzuwächsen, da Behandlungsmöglichkeiten erweitert und Wartezeiten reduziert werden. Schwankungen und freie Kapazitäten lassen sich durch ein zentrales Belegungsmanagement ausgleichen (BDO, o. J.). Verfügbarkeit, Effizienz und Qualität haben einen Einfluss auf das zentrale Belegungsmanagement in den Kliniken (Glumm, 2019). Die bestehenden Ressourcen sollen durch das angestrebte Bettenmanagement 4.0 in den Kliniken geschont und die Behandlungsqualität sowie Fallzahlen erhöht werden (Thieme, 2021).

4.2 Diskussion

In den Kliniken könnte das Case-Management die Qualität und die Wirtschaftlichkeit der Gesundheitsleistungen erhöhen, doch es könnte auch als Serviceleistung angesehen werden, da Patientinnen und Patienten Hilfe auf dem Weg der Genesung bekommen. Das Case-Management bedarf einer ständigen Optimierung, nicht nur hinsichtlich der Prozessqualität und -sicherheit. Neben der Qualität soll das Case-Management auch die Kosten steuern, wobei nur eingeschränkt und fallspezifisch festgestellt werden kann, inwieweit es zur Kostensenkung beträgt.

Ein effizientes und digitales Case-Management soll die Erlösstruktur steigern. Dazu zählen die Überprüfung der Qualität und Effizienz der Prozesse, die Aufdeckung von Leistungsreserven, eine gezielte Optimierung der Arbeitsabläufe in medizinischer und betriebswirtschaftlicher Hinsicht sowie eine qualitative Optimierung und Erhöhung der Wirtschaftlichkeit. Die Überprüfung dieser Faktoren trägt zur Kostenoptimierung bei, wobei das Case-Management als Unterstützung und Service für Patientinnen und Patienten betrachtet werden kann. Um schnell ein Bett für Behandlungsbedürftige zu finden, sind übergreifende Strukturen und eine Kommunikation zwischen den Fachabteilungen erforderlich. Dies ist sowohl für die schnelle Vergabe und Organisation als auch für die Struktur der Kliniken notwendig, um erfolgreich zu arbeiten. Die Vermeidung von Über- und Unterbelegung sind unumstrittene Erfolgsfaktoren für das Belegungsmanagement. Durch dessen Digitalisierung werden Schwankungen bei der Bettenauslastung deutlich, wodurch eine effektivere und effizientere Belegung realisiert werden kann. Dies ist ohne das digitale Belegungsmanagement kaum möglich. Durch die softwaregestützten Strukturen wird deutlich, welches Bett aufbereitet werden muss und welches wieder vergeben werden kann. Eine kostensparende Wirkung wird somit erzielt, da Kapazitäten gezielter ausgeschöpft werden, Beschäftigte die Zimmer effizienter aufbereiten und Patientinnen und Patienten schneller ein Bett bekommen können. Die Verweildauer der Behandlungsbedürftigen hat sich dadurch im Durchschnitt um einen Tag verkürzt, was als Indikator für ein optimiertes Belegungsmanagement gilt. Jedoch kann die verkürzte Verweildauer auch auf eine qualitativ hochwertige medizinische Behandlung in Deutschland zurückgeführt werden und nicht nur auf ein effizientes Belegungsmanagement. Die Auslastung ohne zentrales Belegungsmanagement betrug maximal ca. 90 Prozent, erreichte aber aufgrund von Schwankungen meist ca. 85 Prozent. Somit kann festgehalten werden, dass die einzelnen Stationen mit einem zentralen und digitalen Belegungsmanagement besser ausgelastet sind. Der Durchschnitt lag hier bei ca. 90 Prozent. Bei einer generell hohen Auslastung stellen jedoch Notfälle oder beispielsweise die Corona-Pandemie eine weitere Belastungssteigerung dar. Deshalb ist abzuwägen, ob eine generelle und stetige Auslastung bei 85 Prozent in allen Stationen sinnvoller wäre. Auf dieser Basis lässt sich feststellen, dass das Belegungs- und das Case-Management unterschiedlich und abhängig sowohl von der Größe und Struktur als auch der Umsetzung in den Kliniken sind. Es ist jedoch zu berücksichtigen, dass hier nur Case- und Belegungsmanagement im Allgemeinen betrachtet wurden. Ein Beispiel aus den Kliniken wurde nicht einbezogen.

Die zukünftige Forschung sollte untersuchen, welche generelle Auslastung der Kliniken in Deutschland optimal für die Behandlungsqualität und Kostenkontrolle wäre. Ebenfalls sollte ermittelt werden, welche Belastungen in den Kliniken bei Notfällen oder während einer Pandemie zumutbar sind. Eine weitere Frage wäre, wie das Case-Management optimiert werden kann, um eine effiziente Steuerung der Kosten sicherzustellen.

5 Fazit

Das Ziel der vorliegenden Hausarbeit war es zu untersuchen, wie mit Case- und Belegungsmanagement eine qualitativ hochwertige Versorgung in den Kliniken erreicht werden kann. Daraus ergab sich folgende Forschungsfrage: Wie gelingt eine Kostensenkung und -ersparnis bei gleichzeitiger Steigerung der Effektivität und Effizienz der Kliniken durch Case- und Belegungsmanagement? Für die Beantwortung wurde eine literaturbasierte Untersuchung durchgeführt.

Aus den Ergebnissen lässt sich schließen, dass der Einsatz eines modernen und digitalen Case-Managements zur Steigerung der Versorgungsqualität beiträgt. Dies wurde durch eine Metastudie bei Herzinsuffizienz-Patienten nachgewiesen, bei der eine Verbesserung der Qualität und eine Reduktion von Krankenhausaufenthalten festgestellt wurde. Die Personalstärke des Case-Managements beeinflusst auch die Qualität, denn deren Gewährleistung erfordert die Beschäftigung und Weiterbildung qualifizierten Fachpersonals. Mit einem zentralen Belegungsmanagement werden Schwankungen bei der Bettenauslastung und somit Aspekte der Qualität und Ressourcen der Krankenhausprozesse deutlich. Dadurch können Behandlungsqualität und Fallzahlen erhöht werden. Mit einem zentralen Bettenmanagement sind die einzelnen Stationen besser ausgelastet und die Fallzahlen lassen sich steigern. Dies führt zu optimierten Arbeitsprozessen und zu höherer Qualität. Case-Management und Prozesse können jedoch nur bedingt messbar zur Kostensenkung beitragen. Eine kostenersparende Wirkung durch den Einfluss von Case-Management auf die Kosteneffizienz war nicht eindeutig nachweisbar, jedoch kann eine solche bei ausgewählten Projekten individuell evaluiert und bestimmt werden. Das Belegungsmanagement stellt Schwankungen bei der Auslastung der Betten sowie der einzelnen Stationen fest. Durch Zentralisierung in Verbindung mit Digitalisierung wird eine effizientere und effektivere sowie kostengünstigere Belegung erzielt, da durch Steuerung der Kapazität und Planung schneller und mit geringerem Aufwand Betten für Behandlungsbedürftige gefunden werden. Durch das zentrale und digitale Belegungsmanagement wird somit eine kostensenkende Wirkung erzielt, da Kapazitäten besser ausgeschöpft werden.

Durch eine literaturbasierte Untersuchung wurde gezeigt, dass modernes und digitales Case-Management zur hochwertigen Versorgung in den Kliniken durch Steigerung der Leistungsqualität und Reduktion von Krankenhausaufenthalten beiträgt. Die Personalstärke des Case-Managements beeinflusst dessen Qualität, weil die Sicherheit der Patientinnen und Patienten damit verbunden ist. Das Belegungsmanagement trägt zur Versorgungsqualität bei, da es Schwankungen der Bettenauslastung sowie die Qualität und Ressourcen der Krankenhausprozesse offenlegt. Durch Belegungsmanagement können Behandlungsqualität und Fallzahlen erhöht werden, was zu optimierten Arbeitsprozessen beiträgt. Die durch Case-Management erzielte Kostensenkung und -ersparnis ist nur bedingt und fallbasiert messbar. Eine eindeutige kostensparende Wirkung wurde im Allgemeinen nicht festgestellt, jedoch wurde eine Steigerung der Effizienz und Effektivität der Leistungen für Patientinnen und Patienten nachgewiesen. Die Kostensenkung und Ersparnis durch das zentrale und digitale Belegungsmanagement wird durch die Schwankungen bei der Auslastung der Betten und der einzelnen Stationen festgestellt. Eine kostengünstigere, effektivere und effizientere Belegung wird erzielt, da durch Steuerung der Kapazität und Planung schneller und mit geringerem Aufwand Betten für Behandlungsbedürftige gefunden werden.

Mit einer digitalen Unterstützung durch das Case- und Belegungsmanagement werden Kosten gesenkt und gleichzeitig die Versorgungsqualität sowie die Effektivität und Effizienz dieser Steuerungsinstrumente selbst erhöht.

6 Literaturverzeichnis

BDO. (o. J.). *Fachbereich Gesundheitswirtschaft. Zentrales Belegungsmanagement. Optimierung der Kapazitätensteuerung.* Verfügbar unter: FBGS_Belegungsmanagement.pdf. (31.10.2021).

Czypionka, T. Kraus, M. Röhrling, G. & Straka, H. (2008) *Health System Watch. Case Management in Österreich und Europa.* Verfügbar unter: https://irihs.ihs.ac.at/id/eprint/3163/1/hsw08_1d.pdf. (02.11.2021).

DGCC. (o. J.). *Was ist Case Management.* Verfügbar unter: https://www.dgcc.de/case-management/. (02.11.2021).

Fachhochschule des Mittelstands, (2014). *Case Management. Ein Leitfaden.* Verfügbar unter: https://www.fh-mittelstand.de/fileadmin/Forschung/CaMa_Leitfaden_final.pdf. (05.11.2021).

Glumm. (2019). *Klinikum: Erfolgsmodell Belegungsmanagement.* Verfügbar unter: https://solingenmagazin.de/klinikum-erfolgsmodell-belegungsmanagement/. (31.10.2021).

Hildebrandr, S. (2016). *Chancen und Risiken einer qualitätsorientierten Finanzierung für die Krankenhäuser in Deutschland.* Verfügbar unter: https://repository.publisso.de/resource/frl%3A6415108. (23.10.2021).

Holderrie, M. (2019). *Strukturierung des stationären Fallmanagement für Verbeooorung von Qualität und Wirtschaftlichkeit.* Verfügbar unter: https://www.sciencedirect.com/science/article/abs/pii/S1865921719300753. (02.11.2021)

Holderried, M. Wolpert, S. Zenner, H-P & Maschmann, J. (2018). *Fragmentierung des Fallmanagements in deutschen Krankenhausabteilungen.* Verfügbar unter: https://www.thieme-connect.de/products/ejournals/pdf/10.1055/a-0651-5708.pdf. (23.10.2019).

Karmann, A. & Rössel, F. (2018). *Effizienz im Krankenhaussektor. Ein Langzeit-Benchmark der Länder.* Verfügbar unter: https://www.wirtschaftsdienst.eu/inhalt/jahr/2018/heft/1/beitrag/effizienz-im-krankenhaussektor-ein-langzeit-benchmark-der-laender.html. (23.10.2021).

Klauber, J., Gerädts, M. & Friedrich, J. (2010). *Krankenhaus-Report. Schwerpunkt: Krankenhausversorgung in der Krise.* Verfügbar unter:

https://www.wido.de/fileadmin/Dateien/Dokumente/Publikationen_Pro-
dukte/Buchreihen/Krankenhausreport/2010/Kapitel%20mit%20Deck-
blatt/wido_khr2010_gesamt.pdf. (23.10.2021).

Krüger, C. & Rapp, B. (2006). Ethik im Gesundheitswesen: Behandlungsquali-
tät-oberste Priorität. Verfügbar unter: https://www.aerzteblatt.de/ar-
chiv/50120/Ethik-im-Gesundheitswesen-Behandlungsqualitaet-oberste-Priori-
taet. (23.10.2021).

Loh, M. (2014). Einsparpotenziale in Krankenhäusern: Effizienz die sich rech-
net. Verfügbar unter: https://www.aerzteblatt.de/archiv/154638/Einsparpotenzi-
ale-in-Krankenhaeusern-Effizienz-die-sich-rechnet. (23.10.2021).

Reeves, C. (2020). Casemanagement, digital. Verfügbar unter:
https://www.hcm-magazin.de/casemanagement-digital/150/31919/401475.
(03.11.2021).

Von Reibnitz, C. (2009). Springer. Case Management: Praktisch und effizient.
Verfügbar unter: https://link.springer.com/content/pdf/10.1007%2F978-3-642-
01317-1.pdf. (04.11.2021).

Röder, N., Bunzemeier, H. & Franz, D. (2017). Vereinbarkeit von Qualität und
Wirtschaftlichkeit. Verfügbar unter: https://link.springer.com/ar-
ticle/10.1007/s10405-017-0132-z. (23.10.2021).

Römmele, C., Neidel, T., Heins, J. Heider, S. Otten, V., Ebigbo, A., Weber, T.
Müller, M., Spring, O. Braun, G. Wittmann, M. Schoenfelder, S., Heller, A-R.,
Messmann, H. & Brunner, J.-O. (2020). Bettenkapazitätssteuerung in Zeiten der
Covid-19 Pandemie. Verfügbar unter: https://link.springer.com/con-
tent/pdf/10.1007/s00101-020-00830-6.pdf. (04.11.2021).

Schwabe, S. (2018). Case Management in der ambulanten Pflege. Verfügbar
unter: https://hses.bsz-bw.de/frontdoor/deliver/index/docId/642/file/Bachelorar-
beit_Case_Management_in_der_ambulan-
ten_Pflege_Steffi_Schwabe_SS_18.pdf. (05.11.2021).

Stockfisch, V. & Kern, C. (2019). Stabile Steuerung durch Zentrale Belegung
und Case Management. Verfügbar unter: https://www.thieme-connect.de/pro-
ducts/ejournals/abstract/10.1055/s-0039-1696302. (29.10.2021).

Thieme. (2021). *Prozessoptimierung durch ganzheitliches Bettenmanagement im Krankenhaus.* Verfügbar unter: https://www.thieme-connect.com/products/e-journals/pdf/10.1055/s-0041-1731214.pdf. (31.10.2021).

Töpfer, (2006). *Konzepte zur Kostenanalyse und Kostensteuerung.* Verfügbar unter: https://www.researchgate.net/profile/Armin-Toepfer-2/publication/251174758_479_Konzepte_zur_Kostenanalyse_und_Kostensteuerung/links/608ea25e299bf1ad8d70f242/479-Konzepte-zur-Kostenanalyse-und-Kostensteuerung.pdf. (04.11.2021).

Zaage, J. & Heinke, M. (2018). *Zeitgemäßes Belegungs- und Entlassungsmanagement.* Verfügbar unter: https://link.springer.com/article/10.1007/s10039-018-0373-z. (23.10.2021).

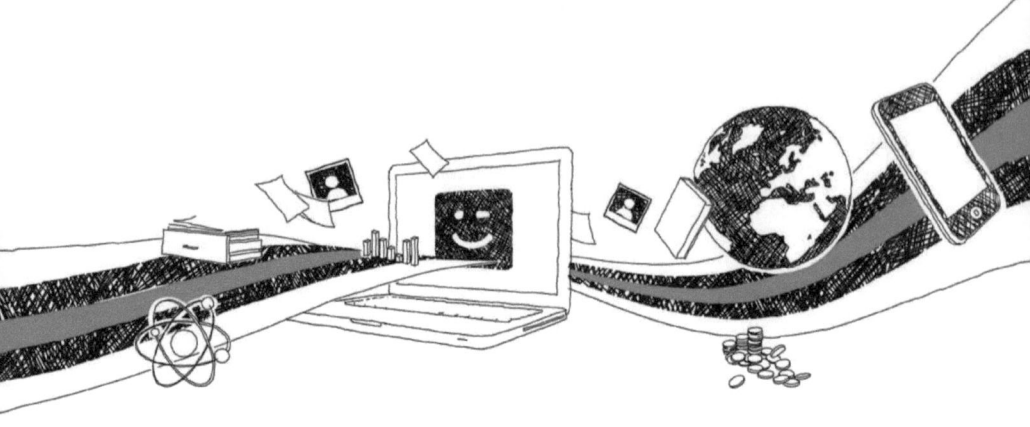
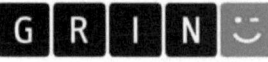